BEI GRIN MACHT SICH IHR WISSEN BEZAHLT

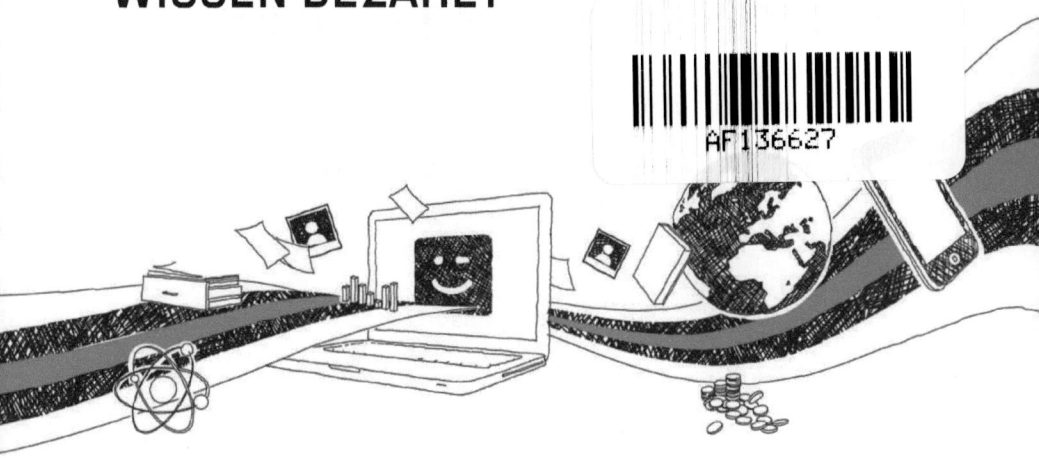

- Wir veröffentlichen Ihre Hausarbeit, Bachelor- und Masterarbeit

- Ihr eigenes eBook und Buch - weltweit in allen wichtigen Shops

- Verdienen Sie an jedem Verkauf

Jetzt bei www.GRIN.com hochladen und kostenlos publizieren

GRIN

Zur Führung und Leadership Situationen in der Fitnessbranche

Cordelia Nelson

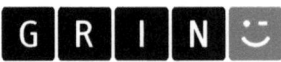

Bibliografische Information der Deutschen Nationalbibliothek:

Die Deutsche Nationalbibliothek verzeichnet diese Publikation in der Deutschen Nationalbibliografie; detaillierte bibliografische Daten sind im Internet über http://dnb.d-nb.de abrufbar.

ISBN: 9783346511072
Dieses Buch ist auch als E-Book erhältlich.

© GRIN Publishing GmbH
Nymphenburger Straße 86
80636 München

Druck und Bindung: Books on Demand GmbH, Norderstedt Germany
Gedruckt auf säurefreiem Papier aus verantwortungsvollen Quellen

Das vorliegende Werk wurde sorgfältig erarbeitet. Dennoch übernehmen Autoren und Verlag für die Richtigkeit von Angaben, Hinweisen, Links und Ratschlägen sowie eventuelle Druckfehler keine Haftung.

Das Buch bei GRIN: https://www.grin.com/document/1138263

Deutsche Hochschule für
Prävention und Gesundheitsmanagement

Bachelor-Thesis

zur Erlangung des Grades

Bachelor of Arts

Titel der Abschlussarbeit:

Zur Führung und Leadership Situationen in der Fitnessbranche

Studiengang: Fitnessökonomie

eingereicht von

Name, Vorname: Nelson, Cordelia

Ort und Tag der Einreichung: Saarbrücken,   01.05.2021

Inhaltsverzeichnis

1 Einleitung und Problemstellung

Die Frage der Wichtigkeit von Führung und Leadership in der Fitnessbranche beschäftigt nicht lediglich mich, sondern auch andere Menschen mithilfe sämtliche Jahreszeiten. Führung gab es bereits zu jedem beliebigen Zeitpunkt, ebenso in der Tierwelt als genauso im Zuge uns Personen. Trotz solcher langen Geschichte hat das Thema nichts an Aktualität verloren. "Eine Eingabe des Begriffs Führung im Zuge Google am 30.12.2018 hat weniger als einer Sekunde 70.500.000 Lösungen generiert (S.S Sackmann Hrsg., 2019).

Was macht das Thema Führung und Leadership in dieser Art Aktuell? Als Definition kann Führung als Einflussnahme definiert werden. Was sich zugegeben über die Zeit abgeändert hat, ist der Führungskontext, in dem Führung ausgeübt wird und Funktionalitäten beteiligter Person (S.S Sackmann Hrsg., 2019). Um erfolgreich ein Unternehmen zu führen, braucht man nicht lediglich der Wille, statt dessen ebenso Kompetenz und die richtigen Werkzeuge. Als Basis des Berufes existieren Aufgaben, Werkzeuge, Grundsätze und fordert eine äußerst hohe Verantwortung (S.S Sackmann Hrsg., 2019).Diese Aufgaben als „Leader" bzw. als Führer zu haben sind als Orientierung, wie man sie in der Praxis zu Handeln haben. Die Führungsgrundsätze sollen in einem Firma ein funktional erwünschtes Verhalten der Führungskräfte bewirken, sodass die Anforderungen des Unternehmens als ebenso die Bedürfnisse der Leute abgestimmt (S.S Sackmann Hrsg., 2019). In der Fitnessbranche gibt es keine Hierarchie. Operative und strategische Fähigkeiten sind verlangt von Führungskräften. Eine Professionelle Umgang mit Mitarbeitern und Mitglieder wird ausgeübt (F.Malik,fM Management 2018).

Wir Analysieren der Umsatzentwicklung in der Fitnessbranche in Deutschland, im Jahr 2015 bis 2019 von Dssv & Deloitte. Kann man in den Letzten 4 bis 5 Jahren eine Rapide anstieg der Umsatzentwicklung von 4,83 Mrd. in Euro im Jahr 2015 auf 5,51 Mrd. in Euro im Jahr 2019. Wenn man die einzelnen Betriebsstruktur betrachtet unter Einzel, Ketten und Mikro Studios haben Kettenstudios eine enorme Umsatzentwicklung in den 5 Jahren geschafft von 1,68 Mrd. in Euro auf 2,15 Mrd. Um hervorragende Ergebnisse zu schaffen benötigt man vernünftige Management und Zielerreichung. Einzelstudios im Jahr 2015 haben eine Umsatzentwicklung von 2,80 Mrd. auf 2,85

Mrd., da hat sich nicht viel getan, trotzdem gibt es einen leichteren Anstieg. Zuletzt die Mikrostudios, die 0,15 Mrd. im Jahr 2015 anfing aber im Jahr 2019 0,51 Mrd. Die Fitnessbranche wächst und wächst.

Abbildung nicht in der Leseprobe enthalten

Abb.1 Umsatzentwicklung in der Fitnessbranche Deutschland in den Jahren 2015- 2019 (DSSV& Deloitte).

Personalmanagement in der Fitnessbranche entscheidet eine Erfolg Faktor in der herstellendem Gewerbe, ohne Motivierte und eingeschulte Personal würde es kaum Umsätze geben. Dafür muss der Führung eine Mitarbeiterbindung aufbauen, um eine Strukturierte Arbeitsverhältnis zu schaffen. „Ein Beschäftigter ist zufrieden, wenn er vom Arbeitgeber Anerkennung und vonseiten äußerst gute Leistung belohnt wird.

2 Zielsetzung

Ziel der Arbeit ist es, im Rahmen einer systematischen Übersichtsarbeit die Konstrukte „Führung" und „Leadership" zu erläutern, Gemeinsamkeiten und Unterschiede darzustellen sowie gängige Führungs- und Leadership-Ansätze zusammenfassend darzustellen. In einer zweiten Zielsetzung kommt es zu einer Überprüfung, wie sich die aufgeführten Themen in der Fitnessbranche darstellen.

3 Gegenwärtiger Kenntnisstand

Das Kapital wird die wichtigsten Begriffe erläutert, danach wird die Erstellung des Überblicks mit den in Kapitel 2. Erwähnt.

3.1 Begriffsdefinitionen

Bevor wir in die Thematik eingehen wird es eine Klärung der Begriffe geben. Zunächst einer systematischen Übersicht die Konstrukte „Führung" und „Leadership" detailliert zu erläutern und deren Zielsetzung von Führung und Leadership, als Betrachtung welche wirkung hat Führung und Leadership auf Mitarbeiter bzw. Personalmanagement in der Fitnessbranche.

3.1.1 LEADERSHIP DEFINITION

Oft wird Leadership als „Führung" oder Management benutzt. Leadership ist ein Verhalten eines Managers (Mintzberg 2005,S 13).

Leadership führt zu einer großen Organisation zielgerichtet in einem Prozess permanenter Tendenz zu ihrer Hochleistung zu führen. Zukunftsfähigkeiten der Initiative grundlegenden werden durchgeführt, die Leute dazu zu befähigen. Schließlich als Definition sind die Personen in der Initiative mental und emotional für eine Zukunftsvision zu stimulieren und eine Verbundenheit über sämtliche hierarchieebenen zu bewirken (Mintzberg 2005,S 13).

Die Verwirklichung von Leadership kann ausschließlich mit einem im Geiste konnektiert Team geschafft werden. „Creating a Community of Leaders" (2005 s.u.) führen Philip H. Mirvis und Tex L. Gunning aus, dass mit Leadership überwiegend das Bild von einer heroischen Einzelperson, deren Macht, in den mehrheitlichen Fällen charismatisch, intellektuelle Ausmaß und Überzeugungskraft zusätzliche motiviert beliebt wird.

3.1.2 FÜHRUNG DEFINITION

Diese Kapitel zeigt die Begriffsbestimmung von „Führung". Führung bedeutet, dass Sie eine Zielgerichtete Beeinflussung des Verhaltens von personen und von Gruppen, die eine verbundene Zweck erzielen möchten.

Führung ist zielgerichtet, das bedeutet der Führer ist zuständig für ihre Personen und erreichen eine Reihe von Leuten. Führung ist gleichermaßen ein Prozess, der inmitten Personen stattfindet, das bedeutet Führungskräfte basiert sich nicht auf eine Person, stattdessen gleichwohl 2 Führungskräfte. Macht ist die Grundlage eine Führung. Angestellter wirken mit Selbstorganisation. Führungskräfte wollen ein angenehme Arbeitsklima haben, indem Konflikte vermeiden wird und das Teamgefühl und arbeit angefragt wird.

3.2 Mitarbeiterfluktuation in der Fitnessbranche

Reichliche Unternehmen leiden an den Folgen dieser Personalfluktuation, da sie ihre Mitarbeitenden nicht auf Dauer binden können. Die Gefahr besteht darin, das Mitarbeitenden unzufrieden und verfügen sie über attraktive Jobalternativen und ihr aktuelles Arbeitsverhältnis auflösen. Was bedeutet Personalfluktuation für Unternehmen? Verlust von Know-how, Kosten und Ressourcen. Neues Personal muss rekrutiert und eingearbeitet werden, das auch zu Rekrutierungsproblemen für Fachkräfte führen. Es gibt Drei Ursachen bei Mitarbeiteraustritte, und gleichwohl Mitarbeiterwechsel, Mitarbeiteraustritte, die Auflösung des Arbeitsvertrags seitens Arbeitgebers zurückzuführen. Damit zeigt der Arbeitgeber, dass er mit der Arbeitsleistung der Mitarbeitenden nicht befriedigt ist. Freiwillige Mitarbeiteraustritte, die Unzufriedenheit mit dem Arbeits-umfeld oder den Arbeitsbedingungen. Andere Gründe dazu könnte der Bedürfnis nach beruflicher oder persönlicher Veränderung z.B. Hochschulausbildung oder Branchenwechsel. Sowohl ebenfalls Familiäre oder alternative persönliche Gründe wie Umzug oder was meistens Frauen betreffen Schwangerschaft. Dabei wird zwischen natürlicher und Unternehmensfremder Personalfluktuation unterschieden. Das Auflösen des Arbeitsverhältnisses durch Mitarbeitende über die Kündigung das Arbeitsverhältnis auflösen.

3.3 Leadership Stile

Es gibt unterschiedliche Definitonen des begriffes Leadership, nun was bedeutet Leadership?. Es wird häufig im alltagssprache falsch verwendet und wird mit Mitarbeiterführung gleichgesetzt. Führung ist eine Stufe höher als Leadership. Leadership hat die eigene Fähigkeit, andere Menschen mit eigener Vision zu inspirieren und zu motivieren.

„Hast Du nach innen das Mögliche getan, gestaltet sich das Äußere von selbst." (Johann Wolfgang von Goethe)

Es gibt 3 modernen Arten von Leadership Stile:

Inspirational Leadership

Der Manager kann hier für "Coach" oder "Life Coach" sein. Das Team wird durch gemeinsame Maßnahmen ermutigt, ihre eigenen Formen zu finden und sie für das Unternehmen zu verwenden. Sink Sinek hat diese Idee an die Öffentlichkeit gebracht. Als inspirierender Führer sollten Sie mit "warum" beginnen. Die Zusammenarbeit ist zunächst für inspirierende Führer. Ermutigender Führer wundern sich, warum wir tun, was wir tun? Sie brauchen immer eine Vision. Das Aufbau davon wird die Mitarbeiter von selbst inspiriert (Sarah Kampitisch 2019).

Distributed Leadership:

Jeglicher kennt den Klassiker mit dem „Big Boss", derweil ist es in Zukunft Geschichte. Es werden die Teammitglieder aktiv in Entscheidungsprozesse teilgenommen, und tragen Verantwortung für ihre Regionen bspw. im Fitnessstudio, Gibt es ein Studioleiter, der für Mitarbeiterführung und Einschulung des Personals wie ebenso auch Kompletter Verantwortung des Studios, Flächenleiter, der prüft der Sauberkeit und ob sämtliche Gewichte von Neuem im Stellplatzt zurückgelegt ist. Und Kursleiter, der für sämtliche Kurse Organisation führt. Ebenfalls für Mitarbeitenden existieren kein einfaches Abarbeiten To-Do Listen wie vor paar Jahren als ich außerdem mit meinem Studium im Jahr 2018 angefangen habe. (Sarah Kampitisch 2019).

Artificial Intelligence & Leadership:

Der Angestellter der Zukunft nennt sich Künstliche Intelligence. Mit Hilfe Digitalisierung wird viele umgesetzt ebenfalls im Studio existieren Tablet-PCs mit Zufriedenheitsbogen oder Mitgliedschaften Digital abschließen und Mitgliedschaften, Online Kündigungen besteht genauso zu Möglichkeit. Das ist auf Mitarbeiterebene mit vielen Ängste gekoppelt, die ein Leader ausgleichen muss. Die geteilte Rolle ist herausfordernd, Maschinen benötigen außerordentlich in der ethischen und moralischen Hinsicht vermehrte Berücksichtigung. Und Menschliche Angestellter erfordern Charisma von Ihrem Leader(Sarah Kampitisch 2019).

3.4Leaderships formen

3.4.1 Authentischer Leadership – Authentic Leadership

Die fünf Dimensionen authentischer Leadership nach George werden die verschiedene Qualitäten beschrieben, die eine Führungsperson benötigt, um authentisch zu führen (Irene Willi Kägi, 2017).

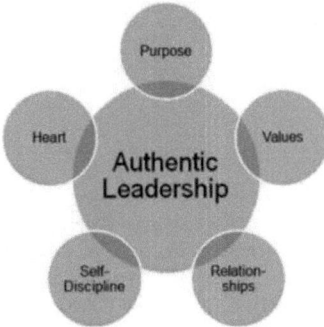

Abb 1.: Modell Authentic Leadership in Anlehnung an Bill George*.

Purpose, was ebenfalls Absicht bedeutet, dass der Führungskraft seine Mission durchdenken muss. Als postive empfehlung, sollte man sich besser kennenlernen. Und bewusstsein, welche entscheidungen man trifft. Kommunikativ, Motivation und Persönliche Leidenschaften setzt man in der Führung um. Values haben eine ganz andere Bedeutung, da Werte im vordergrund sind, um Entscheidungen zu treffen, die Täglich gemacht werden.Werte bilden ein teil unsere Charaktereigenschaft. Wer seine werte nicht kennt, wird schwierigkeiten als führer haben. Als Führer muss seine Vision und Werte Kommunizieren und eine Entscheidung treffen, die im Einklang mit seinen speziellen Werten und Gedanken stehen. Heart (Herz) hat eine ausgesprochen elementare Rolle als Führer, sie müssen Account zu ihrem Herzen finden und ebenso ihrer Mitarbeitenden. Empathie zeigen. Nebenbei bemerkt ist Wertschätzung seitens den Vorgesetzten zufolge der Gallup Erhebung aus dem Jahr 2014 der größter Motivationsfaktor für Mitarbeitende. Fürsorge sollen die Atmosphäre heben und den Mut der Mitarbeitende stärken. Einzelleistungen und Teamerfolge müssen anerkannt werden. Relationships (Beziehungen), ist Beziehungen auf der arbeit zu gestalten.letztlich ist Self- Discipline (Selbstdisziplin) eine elementare Anspruch als Leader. Den Typischen Spruch "Practice what you preach." Hierdurch gewinnt man

Respekt ihrer Mitarbeitenden. Nehmen Sie ihre Vorbildrolle täglich wahr (Luthens, Norman & Hughs, 2006) .

3.4.2 Self - Leadership / Selbst Führung

Erfolgreiche Führungskräfte müssen sich selbst effektiv beeinflussen und führen. Effektiver Führung beginnt bei effektiver Selbstführung. Um andere Personen effektiv zu beeinflussen, muss eine Führungskraft lernen, sich selbst effektiv zu beeinflussen. Self-Leadership definiert sich als selbstbeeinflussender Prozess zur Steigerung der Persönlichen Effektivität (Influencing Oneself, Neck & Manz, 2010, p.4).

Peter Drucker der Management Theoretiker und Visionär des 20.Jhr ist Self Leadership das Erfolgs Geheimnis vieler historischer Menschen, wie zum Beispiel Napoleon da Vinci oder Mozart. Um erfolgreich zu sein als Führungskraft, benötigt man effektive selbstbeeinflussende Strategien. Laut Druck geht er davon aus, dass eine Person ihrer eigenen Stärken und Schwächen bewusst werden muss. Die Fokussierung auf die äußere wird häufig analysiert. Die intensive Auseinandersetzung mit den persönlichen Stärken und Schwächen und die Beobachtung der inneren Prozesse werden vernachlässigt. Erlangt eine Person bewusste Erkenntnis über ihre inneren Prozesse und Abläufe zum Beispiel Wünsche, Gedanken oder Ziele, dann ist dies der erste Schritt zur effektiven Selbstbeeinflussung. Self-Leadership ist eine Fähigkeit, welche erlernt und entwickelt werden kann. Als prototypisches Beispiel war Oliver Kahn eine Person mit ausgeprägte Self- Leadership Fähigkeiten.

3.4.3 Servant -Leadership

Servant-Leadership lässt sich mit Hilfe drei Geistesblitzes charakterisieren.:

Die Geführten erfahren via den Führenden eine Anerkennung ihrer Persönlichkeit und einer Befriedigung ihre Bedürfnisse ebenso Unterstützung binnen der Gestaltung. Einen Servant Leader zeichnen Empathie, Beziehungsaufbau und Gemeinschaftssinn, sowohl ebenso Ehrlichkeit und Integrität. Visionäre soziale Verantwortungsübernahme wird ist ebenfalls eine Güte, die man Benötigt. Notwendig hierfür wäre einer eignen Spiritualitätserfahrung oder aus Humanismus, der mit Einsichten einhergeht. Von Servant Leadership können Organisation gewinnen und soll eine bessere Gesellschaft formen.

3.4.4 Value Base Leadership / Wertbasierte - Führung

Value Base Leadership hat Aufmerksamkeit erhalten, da viele charismatische und scheinbar transformierende Führer entstanden waren, denen eine moralische, authentische und ethische Dimension fehlte (Copeland, 2014).

Value Base Leistungsbewertungssysteme müssen eingerichtet werden (Gleeson, 2017).

Wertebasierte Führung Menschen werden zu effektiven Führungskräften, wenn sie darin verwurzelt sind, wer sie sind und was für sie am wichtigsten ist (Clarke, 2018). Die beste Art von Führungskraft zu werden, bedeutet nicht, ein Vorbild oder eine historische Figur zu emulieren. Vielmehr muss die Führung darin verwurzelt sein, wer der Führer ist und was für ihn / sie am wichtigsten ist. Wenn der Leader sich selbst wirklich kennt und weiß, wofür er steht, ist es viel einfacher zu wissen, was in jeder Situation zu tun ist. Es kommt immer darauf an, das Richtige zu tun und das Beste zu geben, was er kann (Jansen Kraemer, 2011). Wertebasierte Führung ist der einzig wahre Führungsstil, der die Großen von den anderen unterscheidet (Clarke, 2018).

Führungskräfte müssen sich auf die Werte des Unternehmens stützen, um die Leistung zu steigern, insbesondere in Zeiten des Wandels. Die Werte einer Organisation sollten das Fundament dafür sein, warum die Institution existiert, wie sie Entscheidungen trifft und welchen wahren Zweck sie hat. Sie müssen authentisch und relativ spezifisch sein, damit sie tatsächlich mit dem Team in Resonanz stehen (Gleeson, 2017). Wertebasierte Führung innerhalb der Organisation manifestiert das institutionelle Ethos. Das institutionelle Ethos artikuliert klar Werte und Kultur. Alles, was Arbeitgeber und Arbeitnehmer tun, orientiert sich am institutionellen Ethos. Weil dies bedeutet, dass Führungskräfte zusammengekommen sind, um die Ausrichtung auf das zu gewährleisten, wofür die Organisation steht. Was ist die langfristige Vision? Es leitet die Entscheidungsfindung, Rekrutierung und Auswahl, wie die Organisation ihre Mitglieder schult und wie die Institution kämpft und welche allgemeinen Erwartungen sie hat (Barret Values Center, 2018). Wertebasierte Führung bedeutet, organisatorische

Werte zu kommunizieren, die den Mitgliedern sagen, wie sie sich verhalten sollen, um die Mission der Organisation zu erfüllen. Sie sprechen über diese Werte in einer Weise, die mit den persönlichen Werten der Mitarbeiter in Verbindung steht, sodass sich die Mitarbeiter sowohl mit der Organisation als auch mit ihrer Mission identifizieren können (Daskal, 2016). Solche Führungskräfte konzentrieren sich auf Grundwerte - die dauerhaften Leitprinzipien, die die Stärken und den Charakter der Organisation erfassen. Da die Grundwerte die Seele des Unternehmens repräsentieren, dürften sie angesichts sich ändernder Markttrends und Moden standhaft bleiben (Clarke, 2011). Damit die Mitarbeiter an die Aufrichtigkeit und Tiefe der Unternehmenswerte glauben können, muss das Führungsteam mit gutem Beispiel vorangehen.

3.4.5 Führungsstile

Alle Führungsstile, die ein Chef mit seinem Mitarbeiter führt, trägt entscheidend zur Motivation, zum Betriebsklima und Erfolg eines Unternehmens bei. Die Art des Führungsstils sagt eine Menge über das Selbstverständnis und über das Menschenbild eines Vorgesetzten aus. Es gibt 9 Führungsstile (Kontrollierend, Koordinierend,

Delegierend, Dirigierend, Lenkend, Motivierend, Anleitend, Kollaborierend

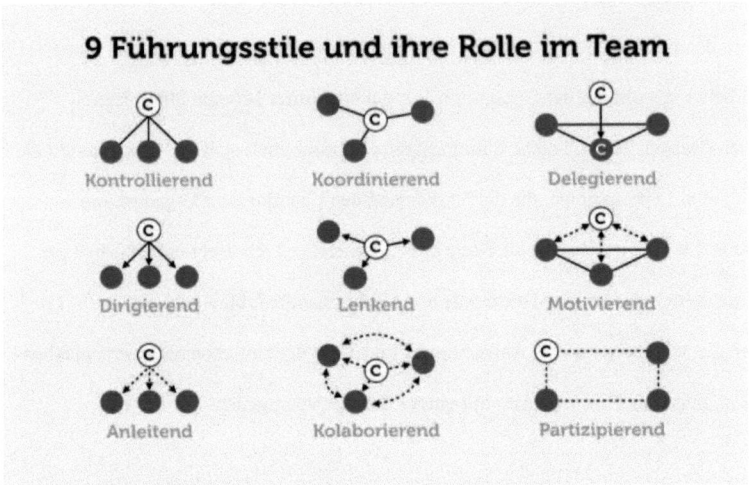

Abb.2: Modell Führungsstile und Ihre Rolle im Team*. (Kalaidos-fh.ch)

Was sind Führungsstile? Führungsstile beschreibt allgemein das Verhalten von Vorgesetzten gegenüber ihren Mitarbeitern. Als Definition, ist der Führungsstil eine Grundhaltung und Persönliche Einstellung einer Führungskraft. Daran orientieren sich dann die Verhaltensmuster gegenüber Einzelperson oder einem Team. Einzelpersonen verschieden sind. benötigt eine Klare Ansagen oder genaue Vorgaben und ständige Erinnerung. Und andere Brauchen Freiheiten. „Jeder Mitarbeiter hat das Recht, individuell geführt zu werden".

Es gibt beim Thema Führungsstile kein „Richtig" oder „Falsch" oder zu behaupten oder fragen welchen Führungsstil das Beste ist. Das hängt von der Situation, der Person und deren Arbeitsweise und Persönlichkeit ab.

Es gibt Klassische Führungsstile, moderne Führungsstile, autoritäre und Kooperative Führungsstile. Jeder Führungsstil hat seine eigenen Vor- und Nachteile, die abhängig vom Vorgesetzten, den Mitarbeitern und dem Unternehmen sind. Die meisten Führungsstile lassen sich in zwei Gruppen unterscheiden einmal der Tradierende Stile nach Soziologen Max Weber und den Klassische Stile nach dem Psychologen Kurt

Lewin. Beide haben verschiedene Hypothesen aufgestellt: Während Weber der Frage nachging, warum sich Menschen überhaupt (autoritär) führen lassen, wollte Lewin wissen, wie sich verschiedene Stile auf eine Gruppe auswirken. Als Fazit haben sich beide geeinigt, dass Falsche Führungsarten haben negative Folgen, die die Mitarbeitermotivation und das Arbeitsklima belasten.

3.4.6 FÜHRUNGSSTILE NACH MAX WEBER

Max Weber fragt „Warum lasssen sich Menschen beherrschen?" somit hat Weber vier Formen der Herrschaft formuliert. Wir werden uns mit Max Weber Führungssstile zurückgreifen und seine Herrschaften untersuchen.

3.4.7 Der autokratische Führungsstil

„Es beinhaltet der autokratische Führungsstil, dass die alleinige Herrschaft und Entscheidungsgewalt in einem Unternehmen bei der Führungskraft liegen."(bwl-lexikon/autokratischer-fuehrungsstil/). Autokratischer Führungsstil werden wichtige unternehmerische Entscheidungen getroffen ohne Einbeziehung der Mitarbeiter. Die Mitarbeiter müssen den Anweisungen der Führungskraft gehorsam und diszipliniert ausführen. Selbst im Unternehmen herrscht eine strenge Hierarchische Ordnung und eine Regelmäßige Kontrolle. Der Führungskraft steht uneingeschränkte Macht bei Entscheidungen zu und Führungskräfte auf unteren Management- Ebenen haben ebenso den Entscheidungen der überstellten Führungskraft Folge zu leisten. Mitarbeiter haben kein Mitspracherecht. Die Struktur ist stark hierarchisch geprägt.

Der Vorteil des autokratischen Führungsstiles, dass Entscheidungen schnell und unkompliziert getroffen werden kann. Es gibt Struktur, das bedeutet klare Regeln geben dem Unternehmen und den Mitarbeitern Sicherheit und Orientierung.

Nachteilig ist es für Leute mit eigenem Kopf und Kreativer Herangehensweise ein Alptraum. Sie haben hierbei kein Mitsprecherecht. Eigene Meinungen finden kein Gehör, stattdessen muss alles Kritiklos übernommen (bwl-lexikon/autokratischer-fuehrungsstil/).

3.4.8 Patriarchalische Führungsstil

Bei patriarchalischer Führung es sich insbesondere um Familienunternehmen, teilweise aber auch um solche, in denen der Unternehmensgründer als Gründervater angesehen wird. Dieser Führungsstil ähnelt dem autokratischen Führungsstil. Auch hier ist die Herangehensweise des Chefs die eines Alleinherrschers. Im Unterschied zum Autokraten sieht sich der Patriarch als „Vater" im übertragenen Sinne. Legitimiert wird seine Position durch Alters-, Wissens und Erfahrungsvorsprung (bwl-lexikon/Patriarchalische-fuehrungsstil/).

Der Vorteil bei Patriarchalische Führungsstil, dass klare Vorgaben, nach denen ein Entscheidungsempfänger zu handeln hat und nachteilig wird es für Kreatives Denken und neue Ideen, da es kein Spielraum dafür gibt. Es wird gemacht, was der Chef sagt.

3.5.4 Charismatische Führungsstil

In den meisten Fälle werden wichtige Entscheidungen von der Führungskraft allein getroffen, allerdings gibt sie den Mitarbeitern allein durch ihre Ausstrahlung das Gefühl, dass die Entscheidungen in ihren Sinnen seien. Einzelner Aufgaben und Verantwortungsbereiche wird gleichzeitig mit Wertschätzung für die Mitarbeiter vermittelt. Somit wird die Motivation der Mitarbeiter angehoben. Charismatische Führungskraft verfügt über Visionen, die über das eigentliche Aufgabengebiet eines Mitarbeiters hinausgehen. Da die charismatische Führungskraft in der Lage ist andere Menschen zu überzeugen, glauben auch die Mitarbeiter an diese Visionen. Das ist eine Persönliche Begabung der Führungskraft aus Psychologischen Sicht.(bwl-lexikon/charismatischer-fuehrungsstil/).

Dabei gibt es Nachteile und Vorteile bei jedem Führungsstil. Vorteilig ist die Motivation und Identifikation sehr hoch. Als positive Aspekt sind Führungskräfte sehr flexibel mit ihrem Handeln, da es kaum starre Vorgaben und Richtlinien gibt.

Nachteilig kann man Charisma nicht erlernen, und die Einstellung der Führungskraft ist entscheidend für die tatsächlich getroffenen Entscheidungen. Das Unternehmen ist abhängig von einer Person, falls diese Person verstirbt oder fällt längere Zeit aus, scheidet das Unternehmen. Und entsteht eine schwere zu füllende Lücke.

3.5 Der Bürokratische Führungsstil

Bürokratische Führungsstil ist von person zu person unabhängig. Außerdem entlastet der Bürokratische Führungsstil auch die Führungskraft, da man durch das strenge Regelwerk zwar kaum Entscheidungsspielraum gegeben wird. Gleichzeitig wird Verantwortung abgenommen.

„Die Führung des Unternehmens ist somit abhängig vom Charakter und den Einstellungen einer einzelnen Führungskraft. Durch die klaren Regeln lässt sich die Führungskraft problemlos austauschen"(bwl-lexikon/Bürokratische-fuehrungsstil/).

Vorteile gibt es überwiegend, Macht wird hier nicht durch einzelne Person, sondern durch Strukturen ermöglicht. Dass bedeutet, dass die Mitarbeiter nicht von einer einzelnen Person abhängig sind. Führungspositionen können schnell neu besetzt werden, wenn eine Führungskraft das Unternehmen verlässt oder langfristig ausfällt. Als Nachteil können Führungskräfte nicht schnell und flexible auf Veränderung reagieren aufgrund des geringen Entscheidungsspielraum. Die Prozesse für Entscheidungsfindung sind oft in die länge gezogen, da die geltenden Regeln einzuhalten sind. Die Arbeitsmoral senken daurch.

3.5.1 FÜHRUNGSSTILE NACH KURT LEWIN

Führungsverhalten zu erfassen und zu klassifizieren und seine Auswirkungen auf den Führungserfolg zu ermitteln, gab es seit über dreißig jahren Studien dazu. Der Führungsstilforschung bildeten die Untersuchungen von Kurt Lewin aus dem Jahr 1938 bis 1940. Der deutsche Psychologe teilte die Stile in drei Kategorien auf : Die autoritäre Führung, die demokratische Führung und Laissez-faire-Führung.

3.5.2 Der autoritäre Führungsstil

An der Durchführung selbst nimmt der Vorgesetzter nicht aktiv teil. Jeder Mitarbeiter wird von der Vorgesetzter genau kontrolliert und sowohl auch positiv und negativ sanktioniert. Der autoritäre Führungsstil kann einmal als Zweck zur Anwendung gelangen, wenn der Vorgesetzte auf einen Mitarbeiter trifft, der Verantwortungsscheue zeigt.

Die Erfahrung zeigt, dass die Auswirkungen des autoritären Führungsstils, bezogen auf die Leistungen einer Gruppe zunächst günstig sind aber mit der Zeit kommt es zu einem Leistungsabfall, weil dieser Führungsstil die persönlichen Initiativen hemmt. Nachteilig liegt die Gesamte Verantwortlichkeit bei einer Person. Fühlt man sich überfordert, kann es zu Fehlentscheidungen kommen. Als Vorteil werden schnelle Entscheidungen aus Arbeitergeberrecht getroffen und die Kompetenzen sind klar geregelt und dieser gesamte Arbeitsprozess bleibt unter Kontrolle (karrierebibel.de/fuehrungsstile).

3.5.3 Der kooperative Führungsstil

Im Unternehmen, in denen ein kooperativer Führungsstil praktiziert wird, herrscht ein offenes Betriebsklima. Durch Diskussionen und Vorschläge durch die Mitarbeiter soll die Motivation der Mitarbeiter durch Signal von Wertschätzung gefördert werden. Die Führungskräfte erwarten auch Unterstützung und Eigeninitiative der Belegschaft. Trotz Freiheiten alle Mitarbeiter, hat der Führungskraft immer noch die Verantwortung. Starke durchsetzungsfähige Führungskraft wird benötigt.

Obwohl der Entscheidungsfindung der Mitarbeiter sehr vielfältig sind, bestehen weiterhin klare Strukturen und Hierarchen im Unternehmen. Bei unbeliebten Entscheidungen der Geschäftsleitung ist auch Verständnis und Akzeptanz präsent gegenüber der Vorgesetzter. Als wichtiges Werkzeug um Akzeptanz zu haben, ist Transparenz in der Entscheidungsfindung und in der Kommunikation.

Kooperative Führungsstil bringt den Mitarbeitern Wertschätzung entgegen, da sie betrieblichen und damit auch sich selbst betreffenden Entscheidungen beteiligen und ihre Meinung äußern dürfen.

Reduzierung von Stress und Belastung gibt es für die Mitarbeiter, da Fehler erlaubt sind, ohne dass dafür Sanktionen zu befürchten sind. Durch die Verteilung der Verantwortung auf mehrere Menschen können langfristige oder Abgänge von wichtigen Personen schnell kompensiert werden und der Krankenstand hat auch ein Positiver Auswirkung. Es kann aber auch zu eine langwierig Entscheidungsprozess führen durch offene Kommunikation und freie Meinungsäußerung. Der Führungskraft muss in der Lage sein ihre Autoritär durchzusetzen.

Es gibt überwiegend Vorteile, indem Teamarbeit gefördert wird und durch die offene Kommunikation erleben die Mitarbeiter ein Gefühl von Wertschätzung, welches zu einer Steigerung der Motivation führt. Konflikte werden gemeinsam gelöst, das bedeutet ein angenehmer Arbeitsklima. Auch Führungskräfte werden entlastet und erhalten Hilfe bei der Entscheidungsfindung. Kreativität und Eigeninitiative werden gefördert. Nachteilig können Entscheidungsprozesse in die Länge ziehen. Sowohl auch die Vielzahl an unterschiedlichen Ideen und Meinungen kann zu interner Spannung und Konflikten führen. Führungskräfte benötigen eine Menge Geduld. Ein hohes Maß an Durchsetzungsvermögen wird benötigt, ohne dabei zu autoritär zu wirken.

Der Kooperative Führungsstil findet heutzutage in vielen modernen Unternehmen der westlichen Wirtschaftswelt und Fitnessbranche mit Vielfältigkeit angewendet. In Ländern ohne demokratische Strukturen im politischen Umfeld ist er dagegen kaum anzutreffen.

3.5.4 Der Laissez-faire-Führungsstil

Kennzeichnend für den Laissez-faire-Führungsstil ist, dass der Vorgesetzter die Entscheidungen von einzelnen von der Gruppe getroffen oder erfolgen nach informellen Regeln. Laissez-faire-Führungsstil bedeutet wörtlich „machen lassen". Bei diesem Führungsstil haben Mitarbeiter Handlungsfreiheiten. Sie gestalten Aufgaben selbst, der Vorgesetzter greift kaum ein oder gar nicht. Das bedeutet er/sie hilft weder bei Problemen. Es gibt zweifelsfrei Situationen, in denen die Anwendung des Laissez-faire-Verhaltens angemessen ist. Bespielweise kann es für ein Führungskraft der einen

Bereich neu übernimmt sinnvoll sein, um beobachten und sich zurückzuhalten, wo der Bereich stärke und Schwächen aufweist.(karrierebibel.de/personalfuehrung)

Nachteilig ist es natürlich, wenn der Laissez-faire Führungsstil über einen längeren Zeitraum ausgeübt wird, kann es dazu führen, dass jeder Mitarbeiter an seinen eigenen Interessen verfolgt und nicht mehr das Interesse das die Konzeption auf der Arbeit. Zusammenarbeit und den Überblick wird verloren gehen. Das Gemeinsame Ziel wird dann nicht mehr erreicht. Vorteilig sind die Mitarbeiter komplett entfalten, das fördert Kreativität, Eigenständigkeit und Selbstverwirklichung.

3.5.5 FÜHRUNGSPRINZIPIEN

Führungsprinzipien stellen den Versuch dar, die sich ständig variierenden Anforderungen an Führung jeweils ein übergeordnetes Prinzip zuzuordnen. Dies erleichtert die Arbeit der Führungskraft, die sich in allen aufkommenden Situationen an jeweiliges Führungsprinzip orientieren kann (Drucker, 1973).

3.5.6 Management by Objectives (MbO)

Übersetzt bedeutet Management by Objectives: Führung durch Zielvereinbarung. Mitarbeiter nehmen aktiv an der Zielabstimmung Teil und können vereinbarten Ziele frei entscheiden."Beim Zielsetzungsgespräch zwischen der Führungskraft und Mitarbeitern werden Leistungsstandards Kontrolldaten festgelegt"(betriebswirtschaft-lernen).Was ist das Ziel des Management by Objectives. Aus einzelnem Ziel ergeben sich die Unternehmensziele. Mitarbeiter fokussieren ihre Arbeit an den Zielen aus und der Führungskraft bewertet die Leistungen dieser Mitarbeiter und überprüfen die Erreichung der vereinbarten Ziele (P. Drucker 1954).

Damit diese Management Technik überhaupt funktioniert gibt es einige Voraussetzungen. Es müssen realistische Ziele sein, damit das Team die Ziele erreichen kann und als wichtige Punkte gut funktionierende Kommunikation und Informationssystem, jeder Mitarbeiter und Führungskraft muss eine Stärke haben kommunikativ zu sein damit alles funktionieren kann. Übereinstimmung der einzelnen Ziele der Mitarbeiter mit Strategischen Ziele, das bedeutet Kompromisse müssen immer gemacht werden (Drucker 1954).

Es gibt überwiegend mehr Vorteile als Nachteile. Nachteilig ist natürlich, dass mehr Quantität als Qualität entsteht, was ein Risiko sein kann aufgrund dieser Freiheit von Mitarbeitern ist es nötig den Mitarbeitern zu Kontrollieren. Nachteilig für die Mitarbeiter, ist der höher Leistungsdruck und erhöhter Zeitaufwand. Mitarbeiter haben nur die Zielerreichung vor den Augen und nichts anderes. Vorteilig werden Führungskräfte entlastet und es gibt eine Stärkere Bindung der Mitarbeiter an das Unternehmen. Teamgeist und Leistung Bereitschaft werden gefördert. Als Vorteil für die Mitarbeiter haben die Mühe Mitbestimmungsrecht und Gestaltungsspielraum. Auch als sehr attraktive Motivation bekommen den Mitarbeitern als Entlohnung Prämien oder ein Bonus.

3.5.7 Management by Delegation (MbD)

Entscheidungsbefugnis und Hierarchie gibt es bei Management by Delegation. Nachteilig für die Mitarbeitern kann es werden, dass die Managementfunktionen nicht gleichrangig betrachtet werden und dadurch findet die Kontrolle nur unzureichend statt und die Ziele werden nicht erreicht als Worse-case Szenario.elegation bedeutet Führung durch Aufgabenübertragung. Der Vorgesetzte setzt der jeweiligen Aufgaben und Meilensteine fest und zusätzlich werden die Mitarbeitern Vertretung Befugnisse und Weisungsrechte zur Erfüllung dieser Aufgaben übertragen. Während dem gesamten Verlauf dieser Führungstechnik konzentriert sich der Vorgesetzte nur noch auf die Kontrolle den jeweiligen Mitarbeitern (BWL-Lexikon).

Für die Mitarbeitern und Führungskraft gibt es wiederum viele Vorteile. Es gibt mehr Entscheidungskompetenz und Eigenverantwortung für die Mitarbeiter, sowohl auch mehr Zeit der Vorgesetzten für die Mitarbeiter bei Fragen. Entlastung der Vorgesetzten und Manager sollte es hierbei geben und ein besseres Betriebsklima im Unternehmen.

3.5.8 Management by Exception (MbE)

Hauptziel des Management by Exception ist die Entlastung der Führungskräfte "(Arne Stamer, BWL-Lernen).

Nachteilig führt es zu konflikten der Mitarbeiter.es gibt hierbei für Führungskräfte Vorteile, dass es eine Entlastung bei Routineaufgaben gibt und geringer Kontrollaufwand der Mitarbeiter. Mitarbeiter arbeiten selbstständig innerhalb ihrer Kompetenzbereiche und es gibt zusätzliche Schulungen der Mitarbeiter zur Verbesserung ihrer Fähigkeiten und zur Erhöhung der Delegation von Aufgaben"(Arne Stamer, BWL-Lernen).

3.5.9 Management by Systems (MbS)

Das Management by Systems befasst alle Verfahren im Unternehmen.(Dr. Claus-Jürgen Hackenschuh 1965).

Es werden menschliche Führung vernachlässig, da das Unternehmen mehr als Mechanismus denn als lebendiger Organismus gesehen wird und die Motivation der Mitarbeiter kann aufgrund der Vielzahl von regeln, die kaum für eigen Verantwortung und initiative lassen sinken. Als Vorteil der Führungskräfte haben die eine enorme Entlastung. Seit wenigen Jahren gab es Diskussionen über Management by Systems in den USA aber noch nicht in Deutsche Literaturen (Dr. Claus-Jürgen Hackenschuh 1965).

3.6 Management by Results (MbR)

Management by Results (MBR), oder ergebnisorientiertes Management (RBM), ist ein staatliches Leistungsmanagement mit drei logisch miteinander verbundenen Schwerpunkten: die Qualität der öffentlichen Dienstleistungen, die Optimierung der verfügbaren Mittel und Ressourcen und die Rechenschaftspflicht der öffentlichen Manager.

Die MBR basiert auf dem Prinzip der Leistungsverpflichtung. In der Tat können Manager nicht einfach Ziele setzen, sondern müssen sich auch verpflichten, diese Ziele zu erreichen. Das Handeln von Managern unterliegt also einer Ergebnisverpflichtung (oder einem Performance Commitment) und sollte das Erreichen von Ergebniszielen sicherstellen oder zumindest erleichtern. Die drei Zwänge, die im Rahmen dieses Ansatzes gemanagt werden müssen, sind die Knappheit der Ressourcen und Mittel, die den Managern zur Verfügung gestellt werden, die Einhaltung gesetzlicher und administrativer Regeln, Standards und Normen und Praktiken sowie die Zufriedenheit der Bürger, die als Kunden, Nutzer und Empfänger von öffentlichen Dienstleistungen betrachtet werden (Mazouz und Leclerc 2018).

Vorteilig können Entscheidungsprozesse für Ziele sehr schnell laufen. Nachteilig kann die Motivation der Mitarbeiter sinken und die Mitarbeiter fühlen sich weniger ernst genommen aufgrund der geringen Mitsprachemöglichkeiten (Mazouz und Leclerc 2018).

3.6.1 Management by Participation

Management durch Partizipation ist eine der Motivationstechniken, die darauf abzielt, Mitarbeiter zu aktivieren und einzubinden und gleichzeitig ihre Bedürfnisse höherer Ordnung zu erfüllen. Der Mitarbeiter wird in den Managementprozess eingebunden und hat Einfluss auf den Entscheidungsprozess. Die Mitarbeiterbeteiligung kann auch eine finanzielle Dimension haben. Je nach dem angenommenen Kriterium können wir folgende Arten der Beteiligung unterscheiden: formell, informell, direkt, indirekt, aktiv und passiv. In der Theorie des Managements gibt es zwei Arten von Beteiligungsmodellen, ein amerikanisches und ein deutsches. Das erste ist durch Vertrauen und Toleranz, Dominanz der Manager und weniger formelle Kontakte gekennzeichnet (Marrow, A. J., Bowers, D. G., & Seashore, S. E. (1967).

Vorteile für die Mitarbeiter sind steigende Motivation und eins Vertrauens volle Bindung zwischen Führungskraft und Mitarbeiter. Die Arbeitsklima ist angenehm und Kommunikation von der Führungskraft und Mitarbeiter wird umgesetzt. Als Nachteil, ist der Entscheidungsprozess langsam und es gibt keine Verantwortung für die Mitarbeiter(Marrow, A. J., Bowers, D. G., & Seashore, S. E. (1967).

3.6.2 Darstellung der Entwicklung und Professionalisierung der Fitnessbranche

Die Fitnessindustrie boomt, vorallem in Deutschland. Im den 19. und frühes 20. Jahrhundert. Als Friedrich Luwig Jahn, auch als deutscher „Turnvater" bekannt, 1810 das Turnen einführte, um die Fitness in der Bevölkerung zu steigern, glaubten die wenigsten, dass die Fitnessindustrie 200 Jahre Später zu einer Vielversprechenden Branche heran wachsen würde (DSSV). Im 19.Jahrhundert wächst Sportvereine und Um 1900 entstanden zudem die ersten gewerblichen Anlagen, die im Bezug auf Service und Ausstatttung modernen Fitnessstudios verglichen werden können. Nach dem zweiten Weltkrieg verloren die Fitnesstudios Mitglieder, da sich der großteil der Bürger die hohen Beiträge nicht mehr leisten konnte. Einen weiteren Rückschlag erlebte, die deutsche Fintessindustrie in den 50er und 60er Jahren, als der Gesundheitstrend etwas abebbte und wirtschaftlicher Erfolg, durch einenfülligen Körper präsentiert wurde und zu Hauptsache wurde. Zwei jahrzehnte später kam der Durchbruch für die Fitnessbranche, der US amerikanische Körperkult kam, vorallem durch Arnold Schwarznegger und Jane Fonda vermittelt wurde und Deutschland erreichte. Dadurch spaltete sich die Geschlechterrollen, da Männer sich für Muskeldefinition interessierten und Frauen für den Aerobic-Trend interessierten. In den 80er Jahren gewann Ausdauersport , sodass Fitnessanlagen mit neuen Cardio Geräten augestattet werden mussten. Dadurch entstanden größere Fitnesseinrichtungen mit einem breitern Angebotan Kursen und Geräten, was der Fitnessindustrie einen Kräftigen Schub verpasste. Gleichzeitig erweiterte sich auch das Mitgliederangebot, da ältere Bürger ihre Fitness verbessern wollten und Mitte der 90er Jahre war die deutsche Fitnessindustrie bereits auf ein ungeahnten Niveau angelangt. Es entstanden Discounteranbieter, Fitnessketten bildeten sich und die Öffnungszeiten wurden länge. Die Fitnessbranche wurde zu einem wichtigen Teil der deutschen Wirstchaft. Durch gezielte Werbemaßnahmen und Kundenorientiertes Marketing wächst die Deutsche Fitnessbranche auch im 21.Jahrhundert.(CoGAP Personalisierte Gesundheit 2021)

In den letzten Jahren differenziert die Ftinessbranche sich immer weiter und schließt gleichzeitig andere Bereiche ein. Wellness und Gesundheitsmanagent und individuelle Ernährungsberatung bei Fitnessprogramme integriert. Viele Fitnesstudios bieten metabolische Untersuchungen und Ernährungspläne. Eine Individuelle beratung und Tipps zum Abnehmen werden Fitnesstudios immer gefragter. Dadurch wird Personal Training an Bedeutung. Insgesamt vermerkt die Deutsche Fitnessbranche in den letzten jahren eine Kontinuierliche Entwicklung (DSSV). Der Sport ist immer größerer wirtschaftlicher Bedeutung. In den Vergangen Jahren fand ein Starker Wandel hin zu mehr Professionalität statt. Zuerst war die Fitnessbranche eine Nischen-Gruppe, die sich selbst organisiert hat und Mit verstärkten nachfrage kamen schrittweise professionelle Angebote dazu. Es entstanden Fitness-Konzepte, da mehr Kunden sich das wünschen. Die Anzahl an Fitnessstudios in Deutschland ist in vergangenen 10 Jahren um 50 Prozent angestiegen und die Entsprechend Besucherzahlen auf einen hohen Niveau lagen bei 10,6 Millionen im Jahr 2017. Das bedeutet 70 Millionen Staatsbürgern über 14 Jahren ist jeder 7. Mitglied in einem Fitnessstudio. Die Fitnessbranche hat sich zu einem sehr breiten Markt entwickelt, der eine Menge Arbeitsplätze bietet. Dazu gehört ein Martk außerhalb des Fitnessstudios gewachsen. Zum einem die Lebensmittelindustrie mit Nährungsergänzungsmitteln und zum anderen Bekleidungssektor, der passende Sportkleidung liefert, da sich eine hohe Nachfrage entwickelt hat (Elena Ahler, Christian Deutscher, IHK 2018)

3.6.3 Der Rolle und Notwendigkeit von Führung und Leadership in der Fitnessbranche

Wir wissen, dass in der deutschen Fitnessindustrie alle Sektoren Boomen, aber wie Notwendig ist der Führung und Leadership in der Fitnessbranche. Führung und Leadership in der Fitnessbranche ist sehr wichtig und einer der Wichtigsten Rolle überhaupt. Ohne Führungskraft gebe es Kein Service für die Mitglieder, da die Führungskräfte Verantwortung auf Mitarbeiterführung haben und Personalmanagement. Es würde keine Abläufe geben ohne eine Führung zu haben, da Sie Struktur und sicherheit und sorgen auch für Kundenzufriedenheit. Führungskräfte in der Fitnessbranche müssen dafür sorgen, dass Merchandise verkauft werden und nicht nur das, sondern Abschlussquoten Monatlich und Täglich erreicht werden, um dies zu schaffen benötigt man gute Leadership skills, um das Team vernunftig einzuschulen, damit man diese Ziele erreicht. Damit professionalität herrscht benötigt man Führung, um zu Kontrolllieren, das alles nach Qaulität läuft. Die sind auch zwischenpersonen für Mitabrieter und der Verwaltung. Strategieenticklung und Sales wird von Führungskräfte meist entwickelt.

4 Methodik

Dieses Kapitel behandelt die methodischen Grundlagen für die Literaturanalyse und Ansätze der narrativen Reviews. Es wird hier den Suchprozess von Storytelling und Leadership zurückgegriffen.

4.1 SUCHPROZESS / LITERATURRECHERCHE

Der Prozess von Storytelling und Leadership wird genutzt, um eine Vollständige und nachvollziehbare Literaturanalyse mit der Möglichkeit der Replikation des Suchprozesses sicherstellen zu können. Der erste Teil beinhaltet die Definition des Umfangs des Literaturreviews. Somit ist der Umfang definiert, muss das Thema spezifiziert werden. Diesbezüglich müssen die grundlegenden Ansätze des Narrativen Reviews erarbeitet sowie Begriffe definiert werden. Im Themenbereich der Vorgehensmodelle zur Führung und Leadership in der Fitnessbranche wird insbesondere der Begriff „Führung" und „Leadership" Geschichtlich untersucht, um im späteren Literaturreview relevante Artikel besser zu identifizieren zu ermöglichen.

Nach diesen vorbereitenden Schritten kann mit der Literatur suche begonnen werden. Mit den tatsächlichen Stichwortketten, die durch englische Operatoren konkretisiert werden, werden die relevanten Datenbanken durchsucht. Weiterhin wird mit Hilfe ausgewählter Scientific Paper eine Backwards suche der darin referenzierten Literatur angestoßen. Anhand der Titel, Abstracts und Texte werden die Quellen auf ihre Relevanz für das erforschende Thema evaluiert.

Zur Beantwortung der Forschungsfrage wurde im Zeitraum 2013 bis Oktober 2018 eine Literaturrecherche durgeführt. Ziel dieser Suche war es Studien zu finden, welche „Führung und „Leadership" unterscheiden kann und diese Forschungsfrage zu beantworten. Die Suche wurde in der Datenbank Google Scholar und Springer Link durchgeführt. Zur Klärung des Themas wurde auch zwei Fachliteratur herangezogen. Für die Literaturrecherche wurden folgende Schlüsselwörter verwendet: Führung, Leadership, Management, Fitnessstudios. Mit den Booleschen Operatoren OR, AND wurden die Suchbegriffe verknüpft. Literatur die deutsche und englische Sprache verfasst wurde sind nicht älter als 10 Jahre, die miteinbezogen sind.

4.2 EIN-UND AUSSCHLUSSKRITIEREN

Es wurden nach Studien gesucht, in denen Forschungen, Beratungen und Experten views inkludiert sind. Einschluss Kriterien waren die Studien die nicht älter als 10 Jahre sind und waren auch in englischer Sprache verfasst. Es kamen nur Studien in Frage, bei denen eine verfügbares Fazit bzw. Zusammenfassung hatten, die auch als Stützung der Ergebnisteil vorhanden war. Die Studien wurden nur eingeschlossen, wenn sie diese Kriterien erfüllten.

Tab.1:EIN UND AUSSCHLUSSKRITIEREN

Einschlusskritieren	Ausschlusskritieren
Nicht älter als 10 Jahre	Aktuelle lage der Führungs-Know-how / auch im Fitnessstudio
Alle Settings (Fitnesstudio, Arbeitsplätze, Weltweit)	Studientypen (Surveys/Umfragen + Theorien mit Fallbeispiele) Englischer sprache

4.3 ERGEBNISSE DER LITERATURRECHERCHE

Tab.2: Filterfunktionen

istellungsoption	Gewählte Einstellung	Treffer	Bedeutung / Übersetzung
ticle Types	Randomized Controlled Studies	1640	Art der Artikel: randomisierte Kontrollierte Studien
xt availibility	Free Full Text availabe	157	Verfügbarkeit der Texte: freie volle Verfügbarkeit
blication Dates	10 Years	2050	Veröffentlichungszeitraum: letzte 10 Jahre
ecies	Professional Human	2050	Untersuchte Spezies: Professionelle Menschen

Languages	English and German	2050	Englisch und Deutsch

Tab.3: Literaturrecherche

Datenbank	Schlagwort	Filter
Google Scholar	Führung AND Fitness* Fitness studio AND Management* Leadership AND Führung	Publikation Dates: 10 Years
Springer Link	Management in der Fitnessbranche* Fitness und Führung *Leadership AND Führung	No Filter: Content Type: Business & Management

4.4 STUDIENBEWERTUNG

Für diese Bachelorarbeit wurden 4 Studien für den Ergebnisteil herangezogen und nach den Kriterien von Michael Weidenhammer (2017). Diese Bewertung galt sowohl für quantitative Studien als auch für qualitative Studien. Es wurde beispielsweise bewertet, ob die Theorien auch in der Realität umsetzbar ist, im Alltag und in besonders auch in Fitnessstudios diese Führungsarten nach Lewin und Kurt berechenbar ist. Bei der Bewertung der Methode ging es um das Forschungsdesign, um welches Setting es sich bei der Studie handelte, wie Daten gesammelt wurden und ob diese statistisch analysiert wurden. Die Fragen zu den ethischen Prinzipien vernünftig zu Führen und erfolgreich, lauteten beispielsweise, ob die ethischen Führungsstile und Techniken eingehalten wurden, welche Hauptergebnisse aus der Studie hervorgingen und ob es Grafiken gab oder Tabellen, um eine bessere Übersicht zu erhalten. (Micheal Weidenhammer 2017)

Beim nächsten Kapitel werden die Ergebnisse der Recherche in einer Tabelle grafisch dargestellt.

4.5 Qualität der Studien

In der Studie von Micheal Weidenhammer 2018 geht es tatsächlich um die Umsetzung der verschiedenen Führungsstile und Techniken, die man auch als Unternehmen benutzen kann. Dafür müsste man mit Wissenschaftler und Experten arbeiten, was auch der Fall war. Die Studie ist sehr übersichtlich und auch sehr gut verständlich. Im Methodenteil mangelt es an Relevanten Information spezifisch auf die Fitnessbranche.

Die Studie von Sonja Sackmann sind auch mithilfe Wissenschaftler, die aktiv teilgenommen haben. Die daten wurden von Forschungshelfer und Forschungshelferinnen gesammelt und auch überprüft. Diese Studie ist gut gelungen, da relevante Informationen vorhanden sind.

In der Qualitative Studie von Christoph Lindinger und Nora Ziegel (2013) haben die sich auf die Zukunft konzentriert und die Verbesserung von Leadership untersucht. Die wurde auch mithilfe Wissenschaftler und Experten gesammelt. Das Ziel der Studie geht klar hervor und wird deutlich formuliert. Der Aufbau der Studie ist gut gelungen. Der Abstract erhält alle wichtigen Informationen. Im Ergebnisteil ist alles verständlich beschrieben.

In der Quantitative Studie mit die drei Forscher Kyongmin Lee, Yongseek und Woojoeng Cho ist diese Studie hervorragend, da die als Untersuchung Konzept sehr übersichtlich ist und auch graphisch dargestellt wurden ist. Die Studie hat spezifisch Mitarbeiter und Führungskraft Survey durchgeführt was sehr genaue Werte gegeben hat. Man konnte entnehmen, welcher Führungsstil ein positiver Einfluss hat und welche nicht. Der Aufbau der Studie ist sehr gut gelungen. Wenn man den Titel liest, weiß man sofort um was es sich handelt. Im Abstract sind alle relevanten Daten enthalten und der Methodenteil sehr übersichtlich gegliedert. Der Ergebnisteil wurde mit Grafiken dargestellt, ein Teil war sehr schwer verständlich (2018).

Name der Studie	Titel	Einleitung	Methode	Ergebniss	Diskussion	Referenzen
Führung & Personalmanagement	+-	+	+-	+-	-	+-
Führung und Ihre Herausforderung	X	-	+-	+-	-	-

Spitzenleistung durch Leadership	+-	+-	-	+-	-	+-
A Study on the Relationship between Servant Leadership, Organizational Culture, and Job Satisfaction in Fitness Clubs	+	+	+	+	+-	+

Tab 4.: Bewertung der Studien

(+ sehr gut gelungen/ +- gut gelungen/ x nicht gelungen)

5 Ergebnisse

Titel	Autorinnen/Autor, Herkunftsland & Jahr	Forschungsdesign	Sample	Ergebnisse Schlussfolgerungen
Führung & Personalmanagement	Michael Weidenhammer Berlin, Deutschland 2017	Quantitative Studie, Hier wurden Spezifische Hypothesen von Experten gesammelt	Unternehmerführung an Mitarbeiter	Das es kein richtig und falsch gib bei jeder Theorie umsetzung, e hängt vom Person ab wie man ein Team führt, um konflikte zu vermeiden.

ührung und Ihre erausforderung	Sonja Sackmann Hrsg. Deutschland, Wiesbaden 2019	Qualitative Studie. Das Buch zeigt Beiträgen verschiedener von Wissenschaftler, die Herausforderungen der Führung detaillierter mit ihren Implikationen für Führungskräfte zu untersuchen	Führungskräfte und Praktiker	Die Dynamik und Komplexität der Wirtschaft stellt hohe Anforderungen als Fazit müssen neue Kompetenzen und Personalpraktiken zu entwickeln, damit diese Entwicklung gelingt, muss das Personalmanagement sich selbst agilere Strukturen Ordnen.
itzenleistung durch adership	Christoph Lindinger, Nora Zeisel Deutschland im Jahr 2013	Qualitative Studie.: Entwicklung neuer Theorien und interpretative Auswertung	Führungskräfte, Management im Unternehmen	Die wichtigste Erkenntnis für die Führungskräfte von heute sollte sein, dass nicht die billige Arbeitskraft, sondern der intelligente, motivierte Mensch angestellt wird.
Study on the lationship between rvant Leadership, ganizational lture, and Job tisfaction in Fintess bs	Kyongmin Lee, Yongseek Kim, Woojeong Cho, Korea, New Mexico (USA)	Quantitative Studie.: 320 Mitarbeiter, die im Fitnessstudio arbeiten wurden, die Relationships zwischen Mitarbeiter und Führungskraft analysiert.	Mitarbeiter in Pusan Korea	Servant Leadership hat eine Positive Einfluss zwischen Mitarbeiter und Führungskraft, Kommunikation und Kooperation zwischen Mitarbeiter und Führungskraft verstärkte das Vertrauen und angenehme Arbeitsklima.

Tab 3.: Darstellung der Ergebnisse

5.1 Ergebnisse der Recherche

Die Studie Führung und Personalmanagement wurde 2017 in Deutschland durchgeführt. Modernes Führungs-Know-how basiert darauf, dass Führungskräfte ihr eigenes Verhaltensrepertoire erweitern. Ein richtiger Führungsstil und angemessenes Führungsverhalten gegenüber Mitarbeiter sind sehr komplex zu bereichern. Diese Studie beschäftigt sich um verschiedene Führungsaufgaben und Verhaltenserwartungen.

Dabei gibt es verschiedene Bausteine, wie Kommunikation, Wahrnehmung der Mitarbeiter und ein Weg zu finden, was einen angemessenen Führungsverhalten sei. (Michael Weidenhammer 2017).

Bei Sonja Sackmann handelt es sich um die Herausforderungen und Implikation für Führungskräfte und wie sie damit umgehen. Sonja Sackmann betrachtet auch die externen Unternehmensfeld, wie Globalisierung, das Politische-rechtliche Umfeld und die Digitalisierung sowie Gesellschaftliche Veränderungen. Ihr Ziel in diesem Buche, sind es Strategien zur Erhaltung der Wettbewerbsfähigkeiten, die eine Zentrale Implikation für Führungskräfte sind. Um dies zu beheben müssen künftig notwendige Führung Qualifikationen und Möglichkeiten der Künftigen Qualifizierung und der eigenen Gesundheit und Balance. (Sonja Sackmann 2019).

Die Studie von Christoph Lindinger und Nora Ziegler 2013 handelte es sich insbesondere, um Leadership, dass Leadership sehr wichtig sei, und benötigt Verbesserungen. Sie bezeichnen dies als Missmanagement. Als Lösung eine bessere Leadership zu haben, ist eine Selbstreflexion nötig, das bedeutet Führungskräfte sollten konsequent mehr an sich arbeiten. Laut Betrachtung Christoph Lindinger und Nora Ziegler gibt es immer mehr Führungskräfte die ernsthaft offen für kritisches und konstruktive Feedback, um ihr Leadership zu reifen und verbessern. Auch diese Studie berichtet, dass es nicht um Perfektion geht, sondern eine Ständige Besserung. Als Messung ist Perfektion kein erreichbares Ziel sondern Verbesserung. Um die geeignete Balance zu haben ist Ambivalenz Management passend, da man in der Leadership unvermeidbare Entscheidungen treffen muss, ist diese Management Konzept von Gunther Schmidt (2011) akzeptable.

In der Studie von Kyongmin Lee, Yongseek und Woojeong haben, wie Wissenschaftler Mitarbeiter untersucht, indem der Survey (Umfragen) gesammelt haben von 320 Mitarbeiter. Diese Umfrage handelt es sich um die Beziehung zwischen Mitarbeiter und Führungskraft, ob das Arbeitsklima im Fitnessstudio angenehm ist. Die haben alle Surveys analysiert. Als Ergebnis war Servant Leadership ein positiver Einfluss auf die Mitarbeiter, die nachgefragt worden sind. Kommunikation und Vertrauen zwischen Führungskraft und Mitarbeiter war sehr harmonisiert. Als Ziel ist es viele Strategien im Fitnessstudio zu weiterentwickeln und zu verbessern. (2018)

5.2 Wo worden die Studien durchgeführt und gibt es eine richtige Führung Technik?

Die Studie von Kyongmin Lee, Yongseek und Woojoeng Cho wurde in Pusan Korea durchgeführt mit 320 Mitarbeiter in verschiedene Fitnessstudios. Die Drei Studien bzw. Literaturen haben von Experten oder Wissenschaftler untersucht, wie die Führungskräfte sich verbessern können und wie soll das Geschehen. Als Gesamtheit der Studien, kann man herleiten, dass es kein Richtig oder Falsch bei der Führung und Leadership gibt, sondern man sollte als Führungskraft immer an sich arbeiten und jedes Mal Feedback erhalten von Mitarbeiter sowohl auch andere Führungskräfte. In Fitnessstudios war der Methodik Servant Leadership sehr positiv aber als Schlussfolgerung gibt es kein Richtig, es hängt vom Charakter und Person ab, man sollte die Führungsstile und Techniken Mischen und aufs Situation anpassen.

5.3 Darstellung der Führung und Leadership Situation allgemein und in der Fitnessbranche.

Durch all diese Studien und Fachliteraturen kann man entnehmen, dass Führung und Leadership Situationen immer noch Verbesserungen benötigen und mehr Wert auf Qualität setzen allgemein muss der Führungskraft an sich arbeiten, bevor er Mitarbeiter erfolgreich führen kann. Nur eine Führungskraft kann Harmonie und ein angenehmen Arbeitsklima schaffen. Bevor er dies tut muss er sich besser kennenlernen und alle Führungsstile und Leaderships Stile analysieren und schauen, was für ihn passt und was ist das Beste für sein Team. Jeder Mitarbeiter muss man anders Führen und haben das Recht dazu. Dafür muss der Führungskraft in der Lage zu sein mit einzelnen Führungsstrategien zu handeln. Wenn wir spezifisch auf die Fitnessbranche gehen, gibt es Hierarchen von Geschäftsführung, Regionalleiter, Studioleiter und zum Schluss Mitarbeitern. Die drei müssen erstmal sich einigen was ist das Beste für unsere Mitarbeiter. Der Studioleiter muss die Verantwortung für seine Mitarbeiter nehmen, er hat eine eingeschränkte Freiheit wie er seine Mitarbeiter führt, da der Regionalleiter und Geschäftsführer eine andere Art von Führungstechniken haben und dies Führt meisten zu den Konflikten. In der Fitnessbranche muss mehr Flexibilität herrschen, damit unsere Mitarbeiter vernünftig einarbeitet werden. Dann werden die Service Bewertung sich enorm verbessern. Leaderships Stile müssen in der Fitnessbranche sich enorm verbessern (Christoph Lindinger 2013). Führung Situation in der Fitnessbranche benötigen mehr Aufmerksamkeit und müssen besser analysiert werden, indem Der Geschäftsführer offen zu anderen Meinungen sind von der Studioleiter. Man sollte mehr Rücksicht auf die Studioleitung nehmen, da sie aktive Mitarbeiterführen muss und bekommt alles mit durch von Kundenzufriedenheit und Mitarbeiterzufriedenheit. Laut die vier Studien ist der Kernaussage, wirklich sich zu verbessern als Führungsperson und individuell die Mitarbeiter nicht als Gesamtpaket zu Schulen, sondern einzeln. Und dass es keine Perfekte Führung und Leadership Techniken und Stile gibt aber eine Balance zwischen alle Methoden hat als Führungskraft in der modernen und zukünftigen Zeit allgemein und in der Fitnessbranche

In den nächsten Kapiteln folgt die Diskussion, in denen die Studien kurz zusammengefasst und miteinander verglichen werden.

6 Diskussion

Die verwendeten Studien ein guter Ansatz. Die in der Forschung vorgeführten Untersuchungen wurden überwiegend Führungskräfte getestet, jedoch nicht immer eingehalten, da Mitarbeiter auch eine Rolle gespielt haben. Wie in der Arbeit von Kyongmin Lee, Yongseek und Woojeong, wurden verschiedene Fitnessstudios mit Umfragen untersucht, um zu herauszufinden, welche Leadership Stil ist im Fitnessstudio geeignet und sind die Mitarbeiter zufrieden. Vergleichbar hierzu ist die Studie von Christoph Lindinger und Nora Ziegler, die auch Wert auf Führungskräfte und Mitarbeiter legen. Die haben mit Wissenschaftler geforscht wie man realistische Ziele erreichen kann und messbar sind. Gegenüberstellung beide Studien haben beide dasselbe Ziel, der Führung und Leadership Situationen zu verbessern. Die anderen 2 Studien müssen aktive Forschungen tätigen und wirklich Unternehmen untersuchen wie die Situationen wirklich sind, die sind mehr auf Theorie und Hypothesen aufgebaut, die man austesten kann, aber es ist nicht konkret geforscht werden, ob es eine Verbesserung geben soll. Zwei von Vier Studien kann man miteinander vergleichen.

Bei Michal Weidenhammer (2013) wurde Führungsstile und Techniken durchgeführt und wurde bezüglich auf Führungskräfte getestet, die zentralen Führungsaufgaben und

Verhaltenserwartungen zu veranschaulichen. Und es wird über Personalentwicklung und Personalmanagement schwerpunktmäßig gebildet. Es stellen aber kein Ergebnis, sondern nur über die Hypothesen und Theorien von Wissenschaftler hervorgegeben und nicht auf die Zukunft Strategien erforscht.

Bei Sonja Sackmann Hrsg. (2019) lag das Fokussierung auf Personalentwicklung und Management, dass Kompetenzen verbessern werden sollen, aber als Kriterium, muss Führungskräfte besser eingeschult werden und bessere Selbstreflexion haben, damit die Personalmanagement sich aufbessert. Hauptsächlich ging es um Theorien der Wirtschaft, die ein Einfluss auf zukunftsfähigen Personalmanagement haben.

Bei dieser Studie haben Unternehmen betrachtet, die auf interkulturelle Kompetenzen fokussierten, daraus komplett entschlossen wurde, dass Unternehmen, die au Kompetenzen fokussieren haben ein deutlicher Wettbewerbsvorteil. Die hätten auch ein andere Forschung design benutzen könne wie Kyongmin Lee (2018) Studie, die waren mehr aktiv mit Umfragen was ein sehr guter Ansatz war.

Die Studie von Christoph Lindinger und Nora (2013) gab ein positives Ergebnis, dass es bei Unternehmensführung keine richtige Führung Techniken gibt und haben ein messbarer Wert untersucht und beobachtet, dass Führungskräfte selber Feedback verlangen, um besser führen zu können, was vor 10 Jahren nicht der Fall war. Die haben eingesehen, dass wenn wir eine bessere Veränderung haben wollen, muss der Führungskraft sich besser kennen lernen, indem er selbst schaut welche Methoden er benutzt und ob die Techniken gut genug sind für seine Mitarbeiter und er selbst. Qualität fängt von der Führungskraft und filtert nach unten an den Mitarbeitern. (2013)

All vier Studien (Kyongmin Lee 2018), (Christoph Lindinger & Nora Ziegler 2013), (Sonja Sackmann 2019), (Micheal Weidenhammer 2017) fanden in unterschiedliche Settings und in alle vier Studien wurden Führungskräfte und Personalmanagement untersucht und die Theorien in der Realität durchgesetzt oder als Umfrage gestellt.

Für Führungskräfte ist es wichtig an sich zu verbessern und verschiedene Methoden und Misch Methoden umzusetzen. Flexibilität von Führungskräften sind wichtig, um erfolgreich ein Team zu leiten und überhaupt Leaderships Situationen zu bewältigen (Michael Weidenhammer 2013). Kompetenz spielen in alle Studien eine Rolle, da es um Qualität herrscht. Je mehr Qualität, desto besser der Leistung und angenehmer der Arbeitsklima. Kommunikation ist einer der Hauptkernen für Vertrauen beispielsweise

Servant Leadership, wo Mitarbeiter sich wohlgefühlt haben und Vertrauen aufgebaut haben (Kyongmin Lee 2018).

6.1 Stärken und Schwächen der Literaturrecherche / Limitationen

Stärke dieser Arbeit ist insbesondere die Auswahl an Literatur, die um Führung und Leadership handelte und nternational. So wurden im Ergebnisteil Studien aus Korea und China, USA und auch in Deutschland herangezogen. Als weitere Punkt wurde nur Literatur für den Ergebnisteil verwendet, die nicht älter als 10 Jahre ist und ebenso verwendete Literatur für die Einleitung und Problemstellung.

Als Limitation dieser Arbeit kann man die Methode der Literatursuche ansehen, da nur Literatur aus den Datenbanken Google Scholar oder Springer Link verwendet wurde. Aktuelle Zeiträume waren sehr eingeschränkt, vor allem modernen Studie im Jahr 2020 waren sehr eingeschränkt. Zusätzlich wurde in dieser Arbeit nur deutschsprachige und englischsprachige Literatur herangezogen. Anderssprachige Artikel oder Studie wurden ausgeschlossen. In dieser Arbeit wurden lediglich Abstract vom englische ins Deutsche übersetzt. Internationale Anwendbarkeit wurde dadurch beschränkt.

Spezifisch als schwäche waren Deutsche Literaturen zu finden, die auch in Deutschland protokolliert wurden sind, da es sehr wichtig ist auch die Lage in Deutschen Fitnessstudio zu beobachten und ob es wirklich Führungsstile und techniken gibt die erfolgreich umsetzbar sind in Deutsche Fitnessstudios und welche werden schon benutzt Durchschnittlich. Es wäre hilfreich mehr Deutsche fitnessstudio zu Untersuchen und genauer einzugehen als Grob gefasst. In dieser Arbeit konnte nur ein weltweiten überblick in Fitnessstudios protokolliert und herausgefunden.

7 Zusammenfassung

Das abschließende Kapitel dieser Bachelor-Thesis wird Erkenntnisse der vorherigen Kapitel nochmals in Kurz und Prägnante Form präsentiert. Dabei sollen insbesondere das Verhältnis der Studien in den Mittelpunkt betrachtet werden. Die Punkte sollen ein kurzes Resümee zu Kerninhalten dieser Arbeit beinhalten und die wichtigsten Gedanken zusammenfassen, um eine inhaltliche Reflexion dieser Bachelor Thesis zu gewährleisten.

Die Ergebnisse aller Studien wurden zur Beantwortung der Forschungsfrage dieser Arbeit herangezogen. Die Studie von Kyongmin Lee, Yongseek Kim und Woojeong Cho aus dem Jahr 2018 hatte das Ziel, Mitarbeitern von Fitnessstudios zu befragen bzw. mit Umfragen zu arbeiten. Um herauszufinden, ob das Leadership Kompartment ideal im Fitnessstudios sind und welche Verbesserungen sollte es im heutigen Zeit und in der Zukunft geben. Es zeigt sich in der Studie, dass Servant Leadership im Fitnessstudios eine hervorragende Leadership Technik im Fitnessstudios herrscht zwischen Führer und Mitarbeiter. Satisfaktion von Mitarbeiter waren sehr positiv aufgrund der Servant Leadership Technik von der Führungskräfte. Wie aus der Studie hervorgeht, ist die Vermittlung der Bereitschaft von Umfragen effizient und sehr effektiv, das 320 Mitarbeiter teilgenommen haben. Durch diese Strategie geht es keine bessere, da Sie aktive Umfragen im Fitnessstudios gemacht haben, um Realistisch zu betrachten, wie man Verbesserung schaffen können, wenn man Mitarbeiter auch fragt und nicht nur einseitig. In der Studie von Christoph Lindinger und Nora Zeisel aus dem Jahr 2013 wurden über ein Zeitraum Beobachtungen wie Unternehmensführung Funktion soll allgemein und nicht nur spezifisch in der Fitnessbranche. Die Studie basiert sich auf echte Theorien Umsetzungen, was und wie Leadership im Unternehmen geführt werden muss. Es handeltet sich um die Führungskräfte. Als Beobachtung wurden festgestellt, dass es Keine richtige Lösung für Leadership gibt, außer das der Führungskraft Selbstreflexionen ständig machen soll und konstruktive Feedback erhalten müsste, um besser zu führen. Wir als Unternehmen und Führungskraft sollten nicht auf Qualität der Mitarbeiter achten und nicht, weil die günstig sind. Die Auswertung der Studie ergab, dass Führungskräfte, um sich arbeiten muss bevor Sie mit Mitarbeiterführung starten und Schulungen führen. Billige Arbeitskräfte sollten nicht eingestellt werden, sondern nach Qualität, da man mehr Erfolg erreichen kann. Bei Sonja Sackmann aus dem Jahr 2019, wurden die Personalentwicklung und Management als Fokus gesetzt. Es wurden Theorien der Wirtschaft zusammengefasst die auch einen Einfluss auf Zukunftsstrategien das Personalmanagement befasst. Die Studie basiert sich auch auf Führungskräfte, die sich weiterentwickeln soll, um überhaupt besser zu führen und eine erfolgreiche Personalmanagement zu haben. Bei Michael Weidenhammer 2013

wurden Theorien von Bekannte Wissenschaftler, Soziologen und Psychologen veranschaulicht und umgesetzt in der Realität. Es ging schwerpunktmäßig um Personalentwicklung und Führungskräfte. Die Führung und Leadership Theorien haben Führungskräfte getestet. Die Studie hierbei kann man nicht spezifisch auswerten.

Durch der Bachelorarbeit kann man entnehmen, dass Leadership und Führung keine richtige Wege gibt, da es vom Person abhängig ist. Um vernünftig zu führen, sollte man auch dafür bereit sein sich, als Person sich zu verbessern und sich weiterzuentwickeln und um gute Leadership Skills zu haben, kannst du eine Mischung aus verschiedene Leadershipsstile entnehmen. Diese Flexibilität ist die Zukunft, um Erfolg zu haben. Man kann für jeder Situation ein andere Führung oder Leadershipstil anwenden, um erfolgreich zu führen. Ohne Führung gibt es kein Leadership und ohne Leadership gibt es keine Führung. Beide arbeiten miteinander.

Abschließend ist zu empfehlen, dass es noch mehr Forschung auf diesem Gebiet benötigt wie Führung und Leadership in der Fitnessbranche präsentiert wird. Tatsächlich gibt es kein Riesen-Unterschied wie Führungskräfte arbeiten soll, da es Techniken gibt, die man als Person Variieren kann. Es wäre sehr positiv, wenn es in Zukunft mehr Forschung zum Thema Führung und Leadership spezifisch in der Fitnessbranche gemacht wird und, ob es in der Fitnessbranche verschiedene Führung und Leadership Wege gibt oder, ob die alle ähnlich Führen.

8 Literaturverzeichnis

Fachliteratur

Michael Weidenhammer 2018. Führung und Personalmanagement

Sonja Sackmann Hrsg. 2019. Führung und ihre Herausforderungen, Neue Führungskontexte erfolgreich meistern und zukunftsfähig agieren

Christoph Lindinger und Nora Zeisel 2013. Spitzenleistung durch Leadership, Die Bausteine ergebnis-und mitarbeiterorientierter Führung.

.Kyongmin Lee, Yongseek Kim, Woojoeng Cho 2018. A Study on the Relationship between Servant Leadership, Organizational Culture, and Job Satisfaction in Fitness Clubs

Online Fachliteraturen

M. Furtner, U. Baldegger, Self-Leadership und Führung

*George, B. Authentic Leadership (2003). Rediscovering the Secrets of Creating Lasting Value. Jossey-Bass.

Kernis, M. & Goldmann, B.M. (2006). A multicomponent conceptualization of authenticity: Theory and Research. In M. P. Zanna (Ed.), Advances in Experimental Social Psychology: 283–357. Academic Press.

Küpers, W. (2014). Integrale und authentische Führung. In Führen mit Herz und Verstand – integral und authentisch. Kamphausen Verlag.

Peuss, C., Wesche, J.-S., Braun, S. (2015). Authentic Leadership. In J. Felfe (Hrsg.), Trends der psychologischen Führungsforschung. Hogrefe Verlag.

Applied Science in Health And Social Sciences: Interface And Interaction, December 2018

Claus-Jürgen Hackenschuh 1965, S.123-127 Management by Systems Gedanken zu einer neuen Führungskonzeption

Magazin/Zeitschriften Reviews

International Journal of Management Reviews, Vol. 13, 251–269 (2011)

Mazouz, B. (2012). "Management by Results," in L. Côté and J.-F. Savard (eds.), Encyclopedic Dictionary of Public Administration.

Marrow, A. J., Bowers, D. G., & Seashore, S. E. (1967). *Management by participation.* IMR; Industrial Management Review (pre-1986), 9(1), 118.

Online

https://www.dssv.de/presse/statistik/deutscher-fitnessmarkt/

https://blog.ostwestfalen.ihk.de/standort-ostwestfalen/professionalisierung-in-der-fitnessbranche/

https://www.cogap.de/de/wissen/32/entwicklung-der-deutschen-fitnessindustrie

https://www.betriebswirtschaft-lernen.net/erklaerung/management-by-exception

https://karrierebibel.de/fuehrungsstile/

https://www.fitnessmanagement.de/management/effektiv-fuehren-mit-dem-malik-**managementr**

April 4,2019 in Führungskräfte & Leadership, Unternehmenskultur & Organisationskultur von Sarah Kampitsch (https://www.teamazing.at/3-leadership-stile-der-zukunft/)

Datenbanken

Google Scholar

SpringerLink

1 Abbildungs-und Tabellenverzeichnis

1.1 Abbildungsverzeichnis

Abbildungs nr.	Titel	Seite
Abbildung 1	Modell Authentic Leadership in Anlehnung Bill Goerge	S.9
Abbildung 2	Führungsstil und ihre Rolle im Team	S.13

Quelle :

https://karrierebibel.de/fuehrungsstile/

https://www.kalaidos-fh.ch/de-CH/Blog/Posts/Archiv/hrl-1050-5-Dimensionen-authentischer-Fuehrung

1.2 Tabellenverzeichnis

Tabellennr.	Titel	Seite
Tab. 1	Ein und-Ausschluskritieren	S.26
Tab. 2	Filterfunktion	S.26
Tab.3	Literaturrecherche	S.26
Tab.4	Darstellung der Ergebnisse	S.20
Tab.5	Bewertung der Studie	S.32

BEI GRIN MACHT SICH IHR WISSEN BEZAHLT

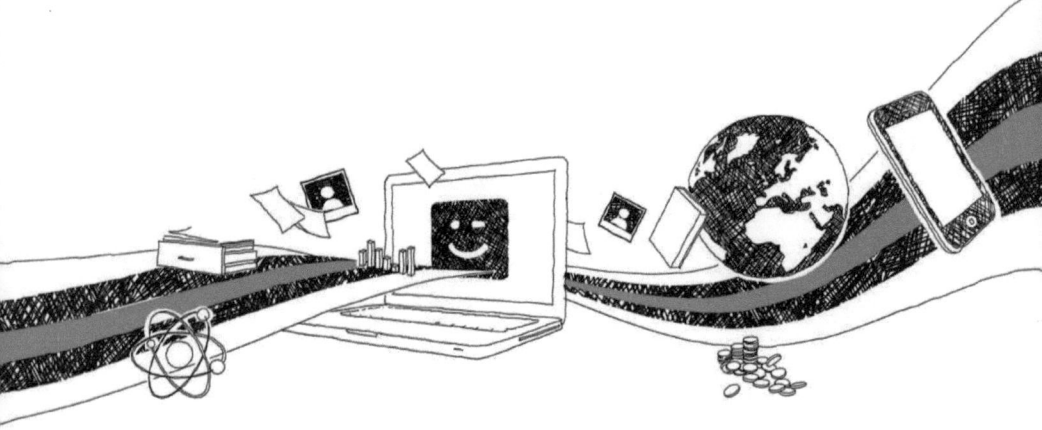

- Wir veröffentlichen Ihre Hausarbeit,
  Bachelor- und Masterarbeit

- Ihr eigenes eBook und Buch -
  weltweit in allen wichtigen Shops

- Verdienen Sie an jedem Verkauf

Jetzt bei www.GRIN.com hochladen und kostenlos publizieren

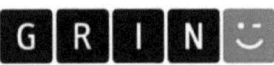